BIPOLARE STÖRUNG

ein Wegweiser für Betroffene, Angehörige & Interessierte

von

Tim Buchholtz

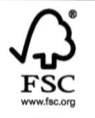

Impressum

Bibliografische Information der Deutschen Nationalbibliothek: Die Deutsche Nationalbibliothek verzeichnet diese Publikation in der Deutschen Nationalbibliografie; detaillierte bibliografische Daten sind im Internet über dnb.dnb.de abrufbar.

Herstellung und Verlag: BoD – Books on Demand, Norderstedt

ISBN: 978-3-7583-2109-2

Moin

Liebe Leidensgenossen, Angehörige und Interessierte,

mein Name ist Tim Buchholtz und ich leide seit 2013 an einer Bipolaren Störung. Ich bin jetzt 36 Jahre alt und habe im Alter von 25 Jahren meine erste schwere manische Episode durchlebt. Seitdem bin ich in Behandlung und meistere mein Leben mit der Krankheit im Rahmen meiner Möglichkeiten. Mittlerweile sind aus kleinen, anfänglichen Umstellungen in der Lebensweise richtige Leitsätze entstanden, die mir ein tolles und weitestgehend stabiles Leben ermöglichen.

DAS möchte ich gerne mit Dir teilen. Mein Anspruch in diesem Wegweiser ist es, Dir zu helfen!
Ich habe in meiner Krankheitskarriere Psychosen, Manien, Depressionen, aber auch lange Phasen der Stabilität erlebt und möchte Dir aufzeigen, wie ich es Tag für Tag schaffe aufzustehen und mich zu motivieren, denn das Leben ist immer noch schön und hat Dir viel zu bieten!

Mein Wegweiser kann natürlich nicht allgemeingültig sein.
Er soll Dir helfen, indem ich Dir meine persönliche Geschichte erzähle und Du Dir, wenn Du magst, etwas für Dich herauspicken kannst. Ich schreibe Dir nicht vor was Du tun oder denken sollst. Ich versuche mit meiner Herangehensweise Dir eine Hilfestellung anzubieten.

Ich habe sehr lange gebraucht um an diesem Punkt zu stehen. An dem Punkt mich öffentlich mitzuteilen - diesen Wegweiser zu schreiben nicht, denn die Texte sind eine Sammlung der letzten Jahre. Doch der Mut und die Reife, diese zugänglich zu machen, ist etwas, das relativ neu in mir entstanden ist.

Der erste Teil in diesem Wegweiser sind Gedankengänge und Anregungen zu diversen Themenfeldern, die mich seit der Erstmanifestation begleiten. Hier geht es um meine Sichtweise und meinen persönlichen Umgang.
Im zweiten Teil geht es um die kreative Krankheitsverarbeitung in Form von Fabeln. Die Themen, die mir wichtig sind, sind hier Neubeginn, Schuld, aber auch Stolz und viele mehr.
Der dritte Teil ist eine Sammlung aus kurzen

Gedichten und Gedanken. Diese Miniaturen drehen sich allesamt um die Störung und die Bewältigung derselben.

Bevor es richtig losgeht, möchte ich mich kurz etwas genauer vorstellen:

Ich bin schon immer ein lebensfroher, draufgängerischer Typ gewesen, stamme aus Hamburg Jenfeld und war vor dem Ausbruch der Krankheit Lehramtsstudent für die Fächer Sport, Englisch und Spanisch. Aufgewachsen bin ich in Hamburg, die Krankheit hat mich dann im Rahmen meines Studiums in Köln erwischt. Nach dem Scheitern meiner Ehe habe ich mich exmatrikulieren lassen und bin dann wieder zurück nach Hamburg gekommen.

Die Krankheit hat mir mehrere Lebensentwürfe genommen und zwingt mich, mich ständig zu überprüfen und neu zu erfinden. So war ich, nach dem Studium, in einigen Rehabilitationsmaßnahmen und sogar auf dem ersten Arbeitsmarkt tätig. Nun ist allerdings eine Erwerbsminderungsrente angestrebt.

Die damit verbundenen seelischen Schmerzen versuche ich mit diesem Wegweiser zu lindern, indem ich Dir möglicherweise mit dem ein oder anderen Gedankengang helfen kann.

Über die Kunst
Schweres Leicht
aussehen zu lassen

Leben mit einer
Bipolaren Störung

Inhaltsverzeichnis

1. Stimmung

Jeder Mensch hat Stimmungsschwankungen, das ist klar. Über eine gesunde Stimmung zu verfügen ist auch gut. Auch die, hierzu oft herangezogene, Kölsche Lebensart „Himmelhochjauchzend - zu Tode betrübt" ist eine Art von gesunder, lebendiger Stimmung. Aber ab wann wird es krankhaft? Ist eine Stimmungsschwankung sofort ein Signal für eine Bipolare Störung? Sicherlich nicht. Stimmungen sind, anders als Wahnzustände, willentlich regulierbar und anders als bei einer pathologischen Episode auch wesentlich seichter. Die extremen Schwankungen sind Teil der Bipolaren Störungen, doch hier ist sicherlich von Stimmungsschwankungen deutlich zu differenzieren.

2. Kränkung

In meinem Falle begleitete die Anfälligkeit für die Bipolare Störung auch eine tiefe, emotionale und persönliche Kränkung. Diese kann ganz individuell ausfallen, beispielsweise in einer stark empfundenen Undankbarkeit einem Gegenüber, einem Vertrauensbruch oder einem gemeinen Hintergehen. Die Kränkungen können dann mitunter zu einer psychischen Krankheit führen. Es ist demnach im weiteren Verlauf der Krankheit extrem wichtig sich zu schützen: manche nennen es salopp sich: „ein dickeres Fell aneignen". Ebenso wichtig ist es, sich mit dem Thema und der Ursache der Kränkung gut auseinanderzusetzen und diese zu analysieren. Hier hilft die Arbeit mit Deinen professionellen Helfern: Psychiatern, Psychologen, Sozialarbeitern, Betreuern - und natürlich mit Freunden und Familie.

Für meine persönliche Krankheitskarriere war die Kränkung ein wesentlicher Faktor und Schlüssel zur Erkrankung, als auch in deren Bewältigung zu Phasen der Remission (Symptomfreiheit) bzw. Stabilität. Die Phasen der Schuld- und Schamgefühle, sowie das Wechselbad dieser Gefühle, ist ganz bezeichnend für eine tief empfundene Kränkung. Ich habe stets die Schuld bei mir gesucht und bin in einer Spirale der Schuld- und Schamgefühle lange Zeit stecken geblieben.

Ganz wichtig für Betroffene zu wissen, ist, dass NIEMAND die Schuld an einer Bipolaren Störung trägt. Es wäre vermessen sich oder anderen die Schuld an einer so schweren, wie chronischen Erkrankung zu geben. Als Beweis kann möglicherweise herangezogen werden, dass diese Krankheit nicht willentlich herbeigeführt oder abgestellt werden kann.

Ich bin, wie meine bipolaren Mitstreiter, der Krankheit erlegen, was nicht heißt, dass ich mich ergebe! Es gibt vieles, ja leider sehr vieles, was nicht mehr geht oder klappt, doch es gibt auch sehr vieles, was noch funktioniert und klappen kann, wenn man mit der Krankheit vernünftig umgeht und sich an ein paar wichtige Grundregeln hält:

1. Kein Alkohol oder andere Drogen
2. ausreichend Schlafen
3. Hilfe suchen und annehmen
4. Medikamente einnehmen
5. Krankheit akzeptieren
6. Arbeit mit Deiner Vertrauensperson
7. Schritt für Schritt denken und handeln

Die Bipolare Krankheit gilt als eine der schwersten Krankheiten auf Grund des hohen Leidensdruckes, sowie des damit verbunden hohen Suizidrisikos. Daher: pass auf dich auf!!!

3. Bipolare Diagnose

Die Bipolare Diagnose wird einem Betroffenem nicht sofort gestellt, denn es geht ja bei dieser Krankheit um die wiederkehrenden Episoden aus Depression und Manie. Erst nach schweren Verläufen und Episoden kann ein Psychiater dann die Diagnose stellen.

Ich persönlich hatte zwei andere Diagnosen (erst Schizo-Affektiv, dann manische Psychose) bis bei mir nach der zweiten manischen Episode die Bipolare Störung I festgestellt werden konnte. Die medikamentöse Behandlung änderte sich im Verlauf der Jahre nicht wesentlich, doch das Kind bekam einen anderen Namen. Denn mehr ist es auch nicht. Es ist eine Kodierung für die Krankenkassen, es ist eine Abrechnungsorientierung und eine Hilfestellung für Ärzte.

Doch Du bleibst Du!

Du bleibst der Mensch, der du immer gewesen bist. Nur hast du nun eine chronische Krankheit, die auch erkannt wurde. Wenn du mit der Diagnose haderst und sie nicht akzeptieren kannst, dann stell dir vor, es gäbe die Art des medizinischen Fortschritts nicht und die Medizin. Wie würde es uns gehen - immer wieder ...

Eine Diagnose kann eine befreiende, als auch eine verstörende Wirkung haben. Manchmal auch beides zusammen und gleichzeitig. Die Erkenntnisse für deine Ärzte sind durch die Diagnose aber nicht die allumfassende Offenbarung. Du musst ihnen mitteilen wie es dir geht, damit die passende Behandlung und Medikation auch in Zeiten der Stabilität gut und richtig funktioniert und wirkt.

Vergiss aber nie, dass du mehr als eine F31 bist. Die Diagnose ist kein Stempel oder eine Schublade, sondern ein Abrechnungscode. Klar ist, Du bleibst Du. Jeder Verlauf ist so dermaßen individuell geprägt, dass es fast absurd erscheint die Bipolare Störung unter einen Schlüssel zu fassen. Denk immer daran, dich den Ärzten so mitzuteilen, dass dein Leidensweg dir so angenehm wie möglich gemacht werden kann: Denn Du spielst die Hauptrolle!

Die Diagnose wird Dir helfen, wenn du sie akzeptierst und dich psychoedukativ weiterbildest, bei deiner Medikation mitzureden und die Phasen früh zu erkennen und natürlich Dich so zu akzeptieren wie Du bist.

4. Manie

In der Manie gerät alles Erdenkliche aus den Fugen. Man verrückt Dinge im Kopf, sowie tatsächlich: beispielsweise die Möbel in der Wohnung. Die Arten des Wahns sind unglaublich intensiv und können in kaum zu beschreibendes, psychotisches Erleben ausarten. Sei es Größenwahn, Verfolgungswahn, Beziehungswahn, religiöser oder politischer Wahn (welche ich erlebt habe) oder andere Formen des Wahns, wie z.B. den Liebeswahn, etc. Die Erfahrungen im psychotischen Wahnzustand, waren, ich gebe es zu: sagenhaft, berauschend und fühlten sich absolut real und lebendig an.

Mein Leben haben sie leider auch für immer auf den Kopf gestellt. Ich bin leider disfunktional manisch-psychotisch geworden, sodass eine zwangsweise Unterbringung und gar eine lange Fixierung folgen mussten.

In den manischen Phasen, die ich erlebt habe,

sprudelte ich nur so von und vor Ideen. Nichts und niemand schien mich bremsen oder aufhalten zu können. Ich fühlte mich erleuchtet. Omnipotent. Kraft und ungezügeltes Wissen und unzähmbare Neugierde platzten aus mir heraus.

In den Zeiten der manisch-psychotischen Episoden hat sich mein Körper und Geist so dermaßen erschöpft, dass ich nicht mehr an das geistige und körperliche Ausgangsniveau von vor der Krankheit herankomme, zum Teil auch bedingt durch die Nebenwirkungen der Medikamente. Hier ist vor allem der Abbau der Konzentrationsfähigkeit oder auch die dramatischen Gewichtszunahmen durch die Medikamente zu nennen.

Die Manie fühlt sich währenddessen selbstverständlich so etwas wie göttlich an. Das was dann oft als Scherbenhaufen übrigbleibt, lässt sich manchmal nie wieder reparieren. Meine Ehe ging deshalb zu Bruch, mein Studium musste ich beenden, war wohnungs- und mittellos.

Das Hochgefühl der Manie ist deshalb nicht zu beneiden, da der Preis den ich bezahlt habe, einem gesamten Lebensentwurf entspricht. Außerdem hat sich der Zustand der

Erleuchtung im Übrigen als überdurchschnittlich geistreich, aber leider alles andere als weltverbessernd- fortschrittlich entpuppt.

Die Manien sind eine sehr schlimme und gefährliche Erfahrung für mich gewesen.

In der ersten manischen Phase wusste ich überhaupt nicht, was gerade mit mir geschieht. Ich muss gestehen, dass ich das anfängliche Hochgefühl sehr genossen habe und es mir somit nicht in den Sinn kam Hilfe zu holen. Als es dann viel zu spät war, folgte die Zwangseinweisung und eine sehr lange und harte Zeit des Wundenleckens.

Der Verlauf meiner zweiten Manie war deutlich milder, da nun mein Umfeld, als auch ich selbst, sensibilisiert waren und als ich die ersten Anzeichen einer Manie entwickelte eine Begleitung durch meine Familie in die Klinik möglich geworden war.

Mein Tipp an Dich:
Lass Dir von Deinem engsten und liebsten Kreise Veränderungen in deiner Lebensart spiegeln, sodass Dir hoffentlich schwerere Episoden erspart bleiben, wenn du rechtzeitig reagieren kannst.

5. Depressionen

Die Depressionen, die ich erlebt habe, waren sehr schwer und gravierend. Mit dem Verlust meines Arbeitsplatzes ging der schleichende Prozess in das tiefste Loch los, welches ich erfahren habe. Mit zwei Klinikaufenthalten in einem Jahr waren die Depressionen sicherlich schwer und dramatisch, dennoch hinterließen sie nicht so einen unfassbaren Scherbenhaufen wie die Manien. Zwar waren die depressiven Episoden in der Akutphase kaum zu ertragen, doch nach dem gewonnenen Kampf über diese, habe ich nicht allzu viel „hinter mir aufräumen" müssen.

Da ich zu stark ausgeprägten Manien neige, ist es auf Grund des „Switch-Risikos" (d.h. eines Auslösens einer manischen Episode, seitens der Gabe eines Antidepressivums) nicht möglich, bzw. unverantwortlich mir Antidepressiva zu verschreiben, sodass ich durch die schweren depressiven

Episoden ohne medikamentöse Unterstützung alleine durchmusste.

Im zweiten Klinikaufenthalt ist mir diese Erkenntnis dann wie Schuppen von den Augen gefallen: ICH muss die Depressionen alleine besiegen und irgendwie abschütteln. Das war ein harter und überaus schwieriger Weg, doch mit extremer Willenskraft und Motivation, sowie der Unterstützung im stationären Rahmen habe ich mich dann endlich befreien können.

Die tatsächlich lebensbedrohlich gewordenen Depressionen, mit der einhergehenden Lethargie, Lust- und Emotionslosigkeit sowie Perspektivlosigkeit, bekämpfte ich in der Klinik mit einer bewusst getroffenen Entscheidung: zu leben! Ich wollte nicht mit 34 Jahren so ein trostloses Dasein fristen. Ich wollte wieder mehr vom Leben. Dies ist natürlich ein gutes Zeichen und war erst durch die notwendig gewordene Aufnahme in die Psychiatrie möglich geworden, denn es war ein Perspektivwechsel. Hier im Krankenhaus habe ich mich mit meinem Leiden viel bewusster und intensiver auseinandersetzen können. Der Rahmen, der auf Station vorgeben war, half mir wieder einen gesunden Biorhythmus aufzunehmen.

Dieser gesunde Biorhythmus ist mir sehr gut bekommen und ich behalte ihn seither, trotz Arbeitslosigkeit, bei.

Die drei Eckpfeiler meines Triumphs über die Depressionen sind also:

1. sich Hilfe holen und mit dem Leid auseinandersetzen
2. die Entscheidung leben zu wollen, bzw. etwas zu verändern
3. einen gesunden Biorhythmus aufbauen und beibehalten.

Es klingt einfach, doch die Umsetzung erfordert ein ungeheures Maß an Disziplin und Motivation. Sicherlich war auch ein Faktor für das Abschütteln der Depressionen, dass sie sehr langwierig waren und Körper und Geist sich irgendwann auch erholen.

6. Stabilität

Die Zeiten der Stabilität, oder der Remission, können bei einer Bipolaren Störung sehr lang sein. Doch trotzdem gilt es, sich immer bewusst zu machen, dass diese Krankheit eine chronische ist, sodass sie immer mit Argusaugen beobachtet werden muss. Es kann sein, dass Du nur wenige oder gar keine Medikamente brauchst, doch in der Regel wird die Bipolare Krankheit auch in Phasen der Stabilität medikamentös begleitet. Es ist extrem wichtig auf seine persönlichen Grenzen zu achten und sich nicht zu überfordern, was in einen der zwei Pole ausarten könnte.

In Zeiten der Symptomfreiheit scheint wieder viel oder gar alles möglich. Mein Appell ist, dass Du nicht vergessen sollst, dass die Krankheit im Prinzip nur schlummert und nicht überwunden ist. Das soll nicht heißen, dass du dich aufgeben, oder schlimmer ergeben sollst, sondern, einfach mit Vorsicht und ohne Übermut deine Aufgaben und Herausforderungen bewältigen sollst.

Wie schon erwähnt, ist eine stabile Phase oftmals über Jahre hinweg möglich. Die meisten Rückfälle passieren statistischer Weise innerhalb der ersten zwei Jahre nach der letzten Episode. Gerade in dieser Phase solltest Du sehr wachsam sein und deine Frühwarnsymptome kennen und beachten.

Frühwarnsymptome sind meist Veränderungen deiner üblichen Gewohnheiten, wie z.B. deutlich mehr (Depression) oder weniger (Manie) Schlafen. Es gibt eine Vielzahl von möglichen

Frühwarnsymptomen, die selbstverständlich individuell ausfallen. Am besten machst du dir eine Liste und beobachtest dich genau, ohne dich zu geißeln.

7. Medikamente

Je nach individuellem Verlauf gibt es eine umfangreiche Palette an Medikamenten, die eingesetzt werden können. Ich möchte hier keine Liste anfertigen oder Arzt spielen. Ich möchte dir nur sagen, dass es wichtig ist, dich mittels der Medikamente vor weiteren Episoden zu schützen.

Es ist sehr wichtig für Dich und deine Krankheitskarriere Deine Medikamente zu kennen, die Wirkweise und möglichen Nebenwirkungen zu kennen, um bei Deiner Behandlung ein Mitspracherecht zu entwickeln. Dies ist über angebotene Kurse zur Psychoedukation, sowie einigen Standardlektüren möglich.

Die Medikamente verursachen zum Teil schwerste Nebenwirkungen. Ich habe zum Beispiel über 40 Kilogramm zugenommen durch die Gabe von Olanzapin (Zyprexa). Außerdem wirken viele Antipsychotika sedierend, sodass man ständig müde und antriebsgemindert daherkommt. Trotzdem kann ich den Nutzen der Medikamente erkennen und denke, dass ich persönlich besser dran bin mit der Medizin, als ohne dieselbe. Allerdings muss ich auch anmerken, dass durch die genannten Nebenwirkungen Begleiterkrankungen aufgetreten sind, die ebenfalls chronischen Charakters sind, wie z.B. Bluthochdruck und Adipositas.

Informiere Dich also über deine Medikation und werde Experte für Dich und Deine Krankheit, denn Du spielst die Hauptrolle in der Behandlung Deiner Bipolaren Störung.

8. Psychiatrie

Leider ist es uns nicht immer vergönnt symptomfrei zu sein. Dann ist ein Aufenthalt in einer Psychiatrie nicht nur überaus sinnvoll, sondern auch notwendig, um dich vor dir selbst zu schützen, sei es durch Selbst- oder Fremdgefährdung.

Der Aufenthalt in einer Psychiatrie kann traumatisch sein und für den Betroffenen und sein Umfeld überaus verstörend. Besonders der erste Aufenthalt ist eine große Herausforderung für Freunde und Familie.

Auch ist der Aufenthalt in einer Psychiatrie keineswegs reine Erholung.
Es herrschen ganz andere Tagesstrukturen und Regeln.
In der Hausordnung finden sich die offiziellen Regeln, doch auch die „inoffiziellen Regeln" sind von Bedeutung. Ich nenne Dir ein paar dieser „Regeln" für den außerordentlichen Rahmen auf Station:

- sich nicht unaufgefordert oder unangemessen zu nahekommen
- Abspielen von lauter Musik im Raucherbreich, welches Mitpatienten triggern könnte

Dies sind ein paar dieser ungeschriebenen Gesetze.

Mein Tipp: taste dich vorsichtig an die Station und die Mitpatienten heran und sei auch nicht direkt zu offen mit deiner Leidensgeschichte, denn auch ich habe schon erleben müssen, wie sie in Einzelfällen gegen mich verwendet wurde.

Also lass es dir als Warnung gesagt sein, dass auch wenn es teilweise tolle Freundschaften auf den Stationen gibt und manche auch nachhaltig bleiben, einige Patienten auch Probleme in Puncto Empathie und Distanz aufweisen.

Die Psychiatrie ist ein Ort den man für sich nutzen muss und wissen muss wie man am besten von ihr profitieren kann. Nimm an deinen Therapien und Gesprächen teil und versuche dich so gut wie möglich zu erholen. Gerade in manischen Phasen ist dies sicherlich am schwierigsten. Doch dann hast Du auch sicher etwas mehr Zeit auf Station, als in einer depressiven Episode.

Wie schon erwähnt ist ein Psychiatrieaufenthalt auch sehr schwer für Angehörige. Daher sollten diese, wenn es die Möglichkeit gibt, auf der Station ebenfalls die Aussprache mit dem Personal suchen. Es kann wirklich traumatisch und verstörend sein, wenn ein Mensch mit Mitte Zwanzig plötzlich so schwer aus dem Leben gerissen wird.

9. Fixierung

In der Psychiatrie kann es bei besonders schweren Fällen der Selbst- oder Fremdgefährdung auch zu Fixierungen kommen. Die Regeln und Gesetze dazu wurden in den letzten Jahren deutlich verschärft. 2013, als ich damals meine erste schwere manisch-psychotische Phase erlebt hatte, wurde ich mittels richterlichen Beschlüssen für insgesamt drei Wochen fixiert. Es war eine sehr schwere Notlage, in der ich, als auch das Klinikpersonal sich befanden. Ich muss sagen, dass ich außer Kontrolle war und eine Fixierung gerechtfertigt war. Dennoch war es das dunkelste Kapitel meines Lebens. Nicht nur die Isolation in dem Zimmer, sondern auch die Unfähigkeit mich zu bewegen haben tiefe Narben in mir hinterlassen. Ich gehe soweit, dass ich mein Leben danach ausrichte nie wieder fixiert zu werden und halte mich dementsprechend an die Vorgaben der Ärzte und die von mir entwickelten Verhaltensregeln, die ich eingangs aufgelistet habe.

Die Fixierung ist ein besonders schweres Mittel und Form, welche in der Psychiatrie angewendet wird und ist keineswegs die Norm. Ich führe es als Kapitel auf, weil es mir widerfahren ist und weil es eine Möglichkeit darstellt, sowie von einigen meiner Leidensgenossen auch erlebt worden ist.

Mit der Fixierung änderte sich meine

Einstellung zum Leben. Ich habe seither nicht mehr den Biss und das Feuer, welches noch vorher in mir brannte. Ich bin an dem Bett ein Stück gestorben. Andererseits sind für mich alltägliche Probleme und Nöte nicht mehr so dramatisch. Ich habe eine andere Perspektive auf die Relation der Sorge bekommen. Beispielsweise finde ich es nicht schlimm, wenn die Wohnung nicht aufgeräumt ist, oder Erledigungen liegen geblieben sind. Hauptsache: ich bin nicht fixiert.

Natürlich ist dies kein Trost. Ich wünschte mir selbstverständlich, dass ich um diesen schweren Verlauf herumgekommen wäre, doch auch dies ist so eine Sache. Die Suche nach dem Sinn oder die

Frage „Warum Ich". Die stelle ich mir seit Jahren schon nicht mehr. Ich akzeptiere meine Erkrankung, auch und besonders in Phasen der Symptomfreiheit, denn da lauern ebenfalls große Rückfallrisiken, wenn man sich wie die Kuh sprichwörtlich auf das Glatteis begibt.

Ich wünsche Dir von Herzen, dass du diese Fixierungs-Erfahrungen nicht geteilt hast oder teilen wirst. Es ist insofern vermeidbar, wenn es sich nicht um die Erstmanifestation handelt und Du Dich schon mit Deiner Krankheit gut auskennst. Dann kannst Du Dir rechtzeitiger helfen lassen und keiner muss auf das letzte Mittel der Wahl zurückgreifen.

10. Abbau der Leistungsfähigkeit

Es ist nicht verwunderlich, dass nach einer Psychose oder schweren Manie ein deutlicher Abfall der Leistungsfähigkeit zu erkennen ist. Als ich meine erste Manie erlebte, steckte ich mitten im ersten Staatsexamen im Rahmen meines Lehramtsstudiums. In Laufe der Rekonvaleszenz habe ich dann Ergotherapie machen müssen um mir wieder einfachste Sachen merken zu können. Ich habe extremste Konzentrations- und Denkstörungen gehabt. Mir sind Dinge nicht mehr eingefallen oder konnte sie mir nur kurz oder gar nicht mehr merken.

Nicht nur die Konzentrationsprobleme stellen eine große Hürde dar, sondern auch die Zweifel, Ängste und Sorgen, manchmal sogar in Form von Panikattacken. Das größte Problem ist, aber meiner Meinung nach, sicherlich die immens reduzierte Belastbarkeit.

Nach zwei oder mehreren Episoden ist die Belastbarkeit so dermaßen eingeschränkt, dass selbst einfachste berufliche Aufgaben eine Strapaze, wenn nicht sogar eine Überforderung darstellen.

Nach dem notgedrungenen Abbruch meines Studiums, musste ich mich erst einmal jahrelang berappeln, um überhaupt wieder an einer beruflichen Rehabilitationsmaßnahme teilnehmen zu können. Nach dem erfolgreichen Abschluss der beruflichen Reha, ging es über eine Umschulung für mich weiter in das Berufsfeld Lagerlogistik. Einer Tätigkeit, wie ich anfangs annahm, der ich mit meiner Krankheit gewachsen schien. Doch auch diese Tätigkeit stellte sich als zu belastend dar.

Ich musste krankheitsbedingt aus dem Beruf ausscheiden, was eine langwierige Depression mit sich brachte. Ich musste erkennen, dass ich nicht mehr belastbar war. Ich musste erkennen, dass mir einfache Tätigkeiten über den Kopf wuchsen und dass ich dem Stress und Druck des ersten Arbeitsmarktes nicht (mehr) gewachsen war. Das katapultierte mich in die schwersten Depressionen, welche ich in meiner Krankheitskarriere erlebt habe. Die Tatsache zu wollen, aber nicht mehr zu können, ist eine wahre Enttäuschung und innerlich tief verwurzelte Kränkung.

Die Frage, wie es für mich auf dem Arbeitsmarkt weitergeht beschäftigt mich seither. Es ist von übergeordneter Wichtigkeit einen leidensgerechten Beruf auszuüben. Mehr als alles andere steht die psychische Stabilität auf meiner Prioritätenliste. Daher kommt für mich eine Rückkehr in die Logistik nicht mehr in Frage. In dem stressigen Arbeitsumfeld ist ein Rückfall vorprogrammiert.

Nun stellt sich die Frage, wieso ich die Umschulung in dem Bereich angetreten habe. Nunja, zum einen aus Mangel an Alternativen und zum anderen aus einer Mischung aus Naivität und Selbstüberschätzung. Ein 4-wöchiges Schnupperpraktikum hat mir einen positiven, aber leider auch unzureichenden Eindruck von dieser Tätigkeit vermittelt. Außerdem möchte ich sagen, dass ein Praktikant ganz anderen Anforderungen gestellt ist, als ein Arbeitnehmer, der auch wirklich Gehalt bezieht.

Nach dem kurzen Einblick in mein Leben möchte ich zurück zum Thema Leistungsfähigkeit kommen. Es ist verständlich, wenn Du auch nicht mehr auf das

Niveau zurückkehren kannst auf dem Du Dich vor den Schüben befunden hast. Sei da nicht zu hart mit Dir selbst und schau Dich nach vernünftigen und vor allem LEIDENSGERECHTEN Alternativen um.

11. Rolle in der Gesellschaft

Mit einem Schlag habe ich alles verloren. Und damit meine ich nicht nur meine Gesundheit und Karriere als Lehrer. Damit meine ich vor allem meinen sozialen Status. Von jetzt auf gleich musste ich mit dem Stigma des psychisch Kranken leben.

Vorher noch aufstrebender Student in Sprachen und Sport, plötzlich Sozialfall.

Freunde und Bekannte wandten sich von mir ab und sogar meine damalige Frau ließ sich von mir scheiden. Das war ein herber Schlag in´s Kontor. Der rasante soziale Abstieg, der mit einer psychischen Erkrankung daherkommt ist nicht zu unterschätzen. Der soziale Absturz ist manches Mal schwerer zu akzeptieren, als die Krankheit an sich. Die Gesellschaft hat bisweilen ein Bild von psychischen Erkrankungen, dass es die Schuld der Kranken ist, erkrankt zu sein, oder noch schlimmer, aus einer Schwäche der Persönlichkeit, des Charakters oder der Lebensführung herbeigeführt worden ist.

All diese Vorurteile sind da. Sie halten sich und ich begegne ihnen fast alltäglich.

Die Rolle die wir in der Gesellschaft einnehmen ist die am äußersten Rand. Es kann sein, dass Du trotz deiner Erkrankung berufstätig bist und über ein stabiles soziales Umfeld verfügst, dennoch glaube ich, dass die Erkrankung auch in diesem Fall, entweder verschwiegen oder einen großen Stellenwert einnimmt.

In den meisten Fällen, denke ich, geht mit einer schweren psychiatrischen Erkrankung auch ein sozialer und vor allem finanzieller Niedergang einher. Denn vielen psychisch Kranken bleibt nur die Option, der Sozialleistung, der Rente oder des zweiten Arbeitsmarktes. Die finanzielle Situation vieler meiner Weggefährten ist erstaunlich schlecht. Als Beispiel dient das Rauchen. Viele psychisch Kranke rauchen, um dem Leidensdruck etwas entgegenzusetzen und sind dabei auf selbstgedrehte, gestopfte

Zigaretten oder Zigarillos angewiesen, da eine normale Schachtel Zigaretten unerschwinglich für die meisten ist.

Der soziale Status und oft die Unfähigkeit arbeiten zu können, belasten psychisch Kranke, wie mich in einer starken Form. Es ist nicht so, dass psychisch Kranke gerne zu Hause sitzen und sich auf den Sozialleistungen ausruhen. Die meisten, die ich kenne, arbeiten ehrenamtlich oder verdienen sich auf dem zweiten Arbeitsmarkt oder zu ihrer Erwerbsminderungsrente etwas hinzu. Es besteht oftmals ein großer Wunsch nach Normalität und Anerkennung. Ich wünsche mir, dass dies gesehen und gewürdigt wird.

Es ist schwer genug mit der Krankheit zu leben, daher sollte es einen gnädigeren Blick auf die „schwächsten Glieder der Kette" unserer Gesellschaft geben. Und mit schwach meine ich keineswegs Schwäche. Gemeint habe ich Einkommen, Beeinträchtigung, Leid und Not.

Ich persönlich bin der Meinung, dass ich jetzt mehr leiste, als ich es damals als Gesunder getan habe. Denn die Widerstände sind heute so dermaßen groß, dass ich der Meinung bin nun ein deutlich stärkerer Mensch zu sein. Ich glaube, dass dies ein Lern- und Erfahrungsprozess in nun

bald 10 Jahren Krankheit ist. Wenn ich mir vorstelle, dass ein Mensch in der Mitte der Gesellschaft nur einen Tag mit meinen alltäglichen Sorgen und Nöten zu tun hätte - Es würde sich sehr viel in der Stimmungslage in der Gesellschaft in Bezug auf psychische Erkrankungen ändern.

Mir stellt sich die Frage, wie kann ich ein wertvoller Bestandteil der Gesellschaft sein und bleiben.

Ich denke, dass die Antwort auf die Frage vielschichtig ist. Einerseits kann ich Freunden und Familie als Anker in der Not dienen, denn was alltägliche Sorgen und Probleme angeht bin ich ein ausgesprochener Experte. Ich kann also in meinem Mikrokosmos sehr viel dazu beitragen die Krankheit zu Entstigmatisieren. Dies kann ich tun, indem ich so lange es geht stabil bleibe. Indem ich mich um mich und andere kümmere. Dies kann ich auch tun, indem ich zeige, dass eine Bipolare Störung nichts damit zu tun hat, dass ich mich falsch verhalten habe. Ich kann Freunden und Familie und dem restlichen Umfeld Demut lehren. Demut vor dem Schicksal und wie ich es ertrage.

Andererseits kann ich mir bewusstmachen, wieviel ich doch zum Bruttosozialprodukt beitrage (wenn Dir das ein Trost ist). Zwar nicht direkt durch Einkommenssteuer, doch über die vielen Stellen, die über dich und durch dich Geld verdienen. Sei es dein Psychiater, dein Psychologe, dein Hausarzt, dein Betreuer oder Sozialarbeiter. Du bist ein Bestandteil der Gesellschaft und der Wirtschaft dieses Landes. Mir zum Beispiel hilft dieser Gedanke, da ich mich als ehemaliger Leistungssportler noch immer nicht von dem Gedanken lösen kann, etwas zum Gewinn beizutragen. Vielleicht hilft Dir dieser Ansatz ebenfalls.

Neben dem wirtschaftlichen Aspekt kommt Dir auch noch eine gesellschaftliche Aufgabe zu: zu Entstigmatisieren. In meinen Augen, die größte Aufgabe.

In meiner Krankheitskarriere durfte ich sogar einen wissenschaftlichen Beitrag leisten. Ich war im Rahmen meiner Psychotherapie in ein Projekt der Forschung und Lehre der Universität Hamburg eingebunden. Außerdem entwickeln sich Deine Behandler mit Dir weiter. So trägst du einen großen Beitrag zur

Verbesserung der Psychologie und Psychiatrie bei.

12. Stigma

Mit dem Stempel und dem Stigma psychisch krank musst Du leider Deinen Umgang finden. Sei es als Arbeitnehmer, Mitglied einer Mannschaft oder ganz einfach als Mensch.

Es wird immer Mitmenschen geben, die wenig Berührungspunkte mit psychischen Erkrankungen haben und daher auch gewisse Skepsis und Berührungsängste mitbringen.

Es ist nicht Deine Aufgabe zu bekehren! Es ist auch nicht die Aufgabe eines Opfers sich beim Täter zu rechtfertigen oder zu entschuldigen. Mit Vorurteilen haben wir nun mal leider stark zu kämpfen.

Typische Vorurteile sind Urteile, die sich auf mangelndes Verständnis in Bezug auf den individuellen und subjektiven Leidensdruck beziehen, dem fehlendem Einfühlungsvermögen, was eine chronische psychiatrische Krankheit mit sich bringt, sowie oftmals das Thema Alltagsstruktur bis hin zum

Thema Leistungsfähigkeit und Arbeit.

„Es muss doch irgendeine Arbeit möglich sein." oder „Stell dich nicht so an." oder auch gerne „Reiß dich mal zusammen."

Wenn sich die „Un-Diagnostizierten" mal so zusammenreißen würden, wie ein psychisch Kranker, dann sähe die Welt ganz anders aus. Für meinen Teil kann ich versichern, dass ich mich jeden Tag dermaßen zusammenreiße; mit einer solchen Disziplin alltägliche Dinge bewältige und Herausforderung angehe und annehme.

Dieses Thema ist so extrem subjektiv, dass ich nun versuche einen objektiven Vergleich anzustreben. Wie in der Physik, handelt es sich bei unserer Krankheit vor allem in eine Einteilung in zwei Pole. Um dich etwas von dem Stigma zu befreien möchte ich dir zeigen, dass in den wissenschaftlichen Definitionen ein Weg gefunden werden kann, auf nervende, aufdringliche oder verletzende Stigmatisierungen etwas zu entgegnen oder für sich klar zu haben.

In der Physik ist die Definition von Arbeit:

$$\text{Arbeit} = \text{Kraft} \times \text{Weg}!$$

Definiere hierbei ruhig für dich wie viel Kraft dich dein Weg heute kostet und wie viel er dir in der Vergangenheit, bevor du erkrankt bist, gekostet hat!

Auch Leistung kann zu diesem Vergleich herangezogen werden.

$$\text{Leistung} = \text{Arbeit} / \text{Zeit}!$$

Freue dich, denn du leistest mehr als du und andere möglicherweise von dir denken.

Ebenso kann für dieses Wohlfühl-Entstigmatisierungsspielchen:
Spannung, Widerstand, Energie und vor allem Relativität betrachtet werden.

Probiere es mal aus und lass dich überraschen.

13. Leidensdruck

Der Leidensdruck ist bei einer bipolaren Störung immens. Auch wenn es auf den ersten Blick komisch klingt, ist bei mir der Leidensdruck in den phasenfreien Momenten am größten. Der Grund dafür ist schlichtweg, dass ich in diesen Zeiten liebend gerne aktiver am Leben teilnehmen möchte. Dann denke ich, dass ein langer Urlaub viele Komplikationen mit sich bringt und eventuell einen destabilisierenden Effekt haben könnte. Wiederum kommt mir in den Sinn, es wieder durch Weiterbildung mit Arbeit zu versuchen, doch dann muss ich stets an die möglichen Folgen von Rückschlägen oder Rückfällen denken, die doch leider oft eingetreten sind.

Es handelt sich also um den Spagat, oder besser gesagt dem Spannungsfeld zwischen:

Wollen und Können!!!

Daher fällt mir persönlich in den Phasen ohne Manie oder Depression das Leben tatsächlich am schwersten. Es ist diese konstante Angst vor dem „was wäre, wenn ich das Risiko einginge!" und die zermürbenden Gedanken an die tolle Vergangenheit, in der mir vieles müheloser gelungen ist.
Es ist dann so schwer, kleinste Herausforderung als Herausforderung überhaupt zu sehen. Es ist anstrengend, kräftezehrend und mühsam.

Selbstverständlich sind die Phase der Manie, sowie der Depression mit ihren bekannten

Symptomen keineswegs ein Spaziergang. Das soll und darf nicht vergessen werden oder untergehen.

Doch, da die Krankheit in den akuten Phasen so präsent daherkommt, liegt ein sehr großer Fokus auf der Genesung oder auch dem Leid. In der phasenfreien Zeit sind es die Möglichkeiten, die Chancen und die Wünsche, die die mich zerfressen.
Natürlich auch die Einsicht, dass es eben nicht mehr viele Möglichkeiten, Chancen und realistische Wünsche gibt.

Eine Sache, die ich in meiner Krankheitskarriere gelernt habe und gerne sage ist:

Leiden ist immer subjektiv!!!

Manch einer hat es schwer und nimmt es leichter, als jemand, der es vergleichsweise leichter hat, aber sich schwerer in der Verarbeitung tut.

14. Süchte

Ein Weg mit dem Leidensdruck fertig zu werden ist die Flucht in die Sucht. Das müssen nicht zwingen Drogen sein, können es natürlich aber auch sein. Legale Süchte sind ebenso eine riesige Falle, die eine große und schwere Dramatik entwickeln können. Hier meine ich besonders den exzessiven Konsum von Tabak, Alkohol und Glücksspiel. Aber auch Sport und Sex, sowie das exzessive Hängenlassen können ein Beispiel sein. Mir persönlich ist „all of the above" passiert.

Ich habe mit dem Alkohol eine Null-Toleranz-Linie gefahren und mit dem Glücksspiel sogar eine Suchttherapie angefangen. Den krassen Konsum von Kaffee wirke ich entgegen, indem ich stets einen koffeinfreien Kaffee im Haus habe. Bei Süchten muss jeder selber wissen, inwieweit er etwas ändern möchte und kann. Denn man(n) verträgt nur eine gewisse Anzahl an Enttäuschungen und Rückschlägen pro Jahr.

Am besten und einfachsten holt man sich professionelle Hilfe.

15. Hilfestellen

In diesem unserem Land gibt es zahlreiche und tolle Unterstützungen, wenn die Seele streikt. Ich möchte hier zwischen Akut und

Chronifiziert unterscheiden.

Akut:

1. Schritt: Erstgespräch beim Hausarzt/Neurologen/Psychiater
2. Schritt: Abklärungsgespräch in einer Psychiatrischen InstitutsAmbulanz
3. Schritt: Stationärer Aufenthalt
4. Schritt: Rehabilitationsmaßnahme (RPK, Wiedereingliederung, Tagesklinik, etc)

Chronifiziert:

1. Schritt: Psychiater/Neurologe/etc
2. Schritt: Ambulante Sozialpsychiatrie (ASP)
3. Schritt: Betreutes Wohnen
4. Schritt: Psychotherapie
5. Schritt: Reha über die Rentenversicherung

Du kannst dich dem System ruhig anvertrauen, denn die Leute verdienen ihr Geld indem sie helfen wollen und sich besser mit dem Behördenapparat auskennen als Du.

Wie du diese Dinge angehst fragst du am besten deinen Sozialarbeiter. Meist übernimmt die Krankenkasse die Kosten. Anders ist es bei der ASP, denn dort ist das Fachamt für Eingliederungshilfe zuständig.

16. Kreativität

Oft geht die Bipolare Störung mit Kreativität einher. Nutze diese und vor allem nutze die Schaffensphasen. Wie bei jedem Künstler gibt es auch Durststrecken. Sei nicht so hart zu Dir, das hast du nicht verdient. An erster Stelle steht immer der Prozess und nicht das Ergebnis.

17. Neubeginn

Ich habe so oft von vorne anfangen müssen, dass ich es nicht mehr zählen kann. Nun stehe ich an dem Punkt die Erwerbsminderungsrente zu erhalten und dies bedeutet für mich einen echten Neubeginn. Nun kann ich mich dem Ehrenamt widmen und ohne Druck mich um meine Gesundheit kümmern.

Ein Neubeginn kann alles bedeuten und jederzeit angepackt werden. Sei es weniger

Zucker, Nikotin oder Salz, bis hin zu einem neuen Job, einem neuen Partner.

18. Mut und Risiko

Nachdem ich eben kurz aber deutlich war, möchte ich nun in diesem Kapitel EINDRINGLICH sein!

Denn das Abwägen zwischen Mut und Risiko ist bei psychiatrisch Kranken eine Mamutaufgabe.

Sie begleitet dich JEDEN TAG, nein JEDEN MOMENT.

Damit übertreibe ich kein Stück! - Du kannst es bestimmt nachvollziehen.

Vertrau Dir und deinem Umfeld. Du hast deine Liste mit Frühwarnzeichen im Kopf. Dein Umfeld kann dir spiegeln, ob du viel mehr redest, weniger schläfst oder spontaner als sonst bist. Du hast dann die Wahl. Du musst die Entscheidungen treffen. Ist es grenzwertig und riskant?! Ist es das Leben und eine normale Schwingung?! Das kannst nur Du wissen. Vertrau Dir und werde Experte für dich und deine Krankheit.

Wir können sowieso nicht jede Phase verhindern, das wäre vermessen. Aufpassen und für sich sorgen ist allerdings schon drin.

19. Mensch sein

Vergiss bei aller Vorsicht aber nie, dass du ein Anrecht auf Emotionen hast. Du hast das Recht Mensch zu sein. Mir ist es lange sehr schwer gefallen mich in einem normalen Schwingungsfeld zu entspannen. Ich habe mich immer gemaßregelt, wenn es mir mal zu gut ging. Diese Balance herzustellen und das nötige Selbstwertgefühl aufzubringen ist ein lebenslanger Drahtseilakt. Ich kann dir nur empfehlen, bleib lebensfroh und bejahend!!!

Habe keine lähmende Angst vor einer Phase, wenn gerade akut nichts danach aussieht. Geißel dich nicht vor den schönen Augenblicken und Momenten des Lebens. Du darfst daran teilnehmen.

20. Rückfälle

Rückfälle können immer passieren, aber wir müssen sie ja nicht provozieren. Dazu nochmal als Erinnerung meine kleine Handlungsanleitung zur Vorbeugung und für den Fall, dass es brenzlig wird.

Manie:

1. Kein Alkohol
2. Keine Drogen
3. Tabletten nehmen
4. Schlafen
5. rechtzeitig Bedarf nehmen
6. rechtzeitig ins Krankenhaus

Wenn du dich an diese Regeln hältst, dann erhöhen sich deine Chancen länger stabil zu bleiben.

Depressionen:

1. Tagesstruktur
2. kein Alkohol und Drogen
3. einer Aufgabe nachgehen
4. Haushalt in Ordnung halten
5. Sonnenlicht tanken
6. Bewegung an der frischen Luft

7. Medikamente nehmen

Diese kleinen Handlungsanweisungen findest du sicherlich nachvollziehbar und hast sie schon oft gehört und gelesen. Es geht aber auch darum sie mit Disziplin durchzuziehen. Ich hoffe, dass Du deine Chancen dadurch etwas erhöhen kannst.

21. Von vorne anfangen

Falls du doch zurückfallen solltest, dann besinne dich darauf, was du alles schon geschafft hast. Du hast alles schon mal geschafft, warum solltest du es nicht wieder schaffen. Du brauchst Stärke und Kraft. Die hast du. Sonst würdest du dieses Buch nicht lesen. Sonst hättest du dich schon längst gehen lassen.

Besinne dich, wie gesagt, auf deine Stärken. Du hast nicht die Schuld an der Erkrankung. Andere Menschen erkranken nicht, bei ähnlichem Lebensweg oder Entwurf. Du musst weiterkämpfen. Es wird wieder bessere Tage geben. Aufgeben kann keine Option sein.

Auch wenn dir der Boden unter den Füßen

zum X-ten Mal weggerissen wurde, es lohnt sich aufzustehen. Für deine Lieben, für das Leben, für Dich!

22. Durchhalten

Du musst Durchhalten und Stark sein. Du kannst wieder der Alte sein. Doch das braucht Zeit, Kraft und Geduld. Lass dich nicht unterkriegen und halte durch! Ich habe 10 Jahre mit mehreren Rückschlägen gebraucht um an diesem Punkt zu stehen. Und ich sage Dir eines! Ich bin auch nicht gefeit vor einem erneuten Rückschlag. Ich ziehe meine Kraft aus dem positivem, was das Leben für uns alle bereithält.

Ich persönlich kämpfe, weil ich weiß, dass die schönsten Dinge auf dieser Welt für jeden zugänglich sind. Freiheit, Freundschaft, Liebe.

Was kostet ein schöner Tag?!?

Mir reicht es, ihn mit einem Menschen zu teilen, den ich liebe.
Sonnenschein, wäre noch schön!

23. Schuld

Du trägst nicht die Schuld an deiner Krankheit,
nur die Verantwortung wie du damit umgehst!

In meiner Therapie habe ich gelernt, dass ich
nicht die Schuld an der Bipolaren Störung
trage.
Lange habe ich gedacht ich hätte vielleicht die
„Kerze an beiden Enden angezündet" oder
sonst wie dazu beigetragen, doch das ist nicht
wahr.

Die Krankheit kann auch als
Stoffwechselstörung des Gehirns definiert und
bezeichnet werden.
Wie kann ich dann also die Schuld daran
tragen?! Und du?

Du hast nicht die Schuld!!!

24. Schuldgefühle

Schuld und Schuldgefühle sind zwei Paar
Schuhe.
Obwohl du nicht die Schuld trägst, dass du
krank bist, können dich Schuldgefühle plagen.

Diese sind so individuell, dass ich hier nur von den meinigen berichten kann.

Ich habe mir so oft vorgeworfen nicht richtig aufgepasst zu haben oder zu viel riskiert zu haben.
Ich habe mir vorgeworfen Leute verletzt zu haben. Ich habe mir vorgeworfen nicht stark genug gewesen zu sein - zu schwach.

Auch wenn ich mir rational stets sagen konnte: Tim, das ist nicht so. Gefühlt habe ich lange anders.

Die Zeit ist wirklich ein entscheidender Faktor und die Erfahrungsprozesse in deiner Krankheitskarriere.

25. Scham

Nach den Schuldgefühlen kam die Scham.

Wie soll ich das erklären?
Wie soll ich denen wieder unter die Augen treten?
Was habe ich da bloß alles gesagt und angestellt?

Ich schämte mich sehr lange. Es war vielleicht der schwerste Prozess in der Bewältigung der Krankheit, die immer noch nicht vorbei ist. Oft suchen mich Flashbacks heim. Aber ich versuche dann diese abzuschütteln und nach vorne zu schauen.

Es gibt unfassbar viele Dinge auf die ich stolz sein kann und bin. An guten Tagen überwiegt der Stolz - an manchen die Scham.

Ich tue eines und wünsche es auch Dir:

Soweit ich kann, bleibe ich stabil, stolz und Mensch.

Ich bedanke mich bei dir für deine Zeit und hoffe es wird dir helfen.

Mach´s gut aber nicht zu oft!

Tschüss.

Fabula Rasa

Inhaltsverzeichnis

12.   Der Wal

13.   Der Mustang

14.   Das Reh

15.   Der Dinosaurier

16.   Die Löwin

17.   Der Hund

18.   Die Katze

19.   Der Maulwurf

20.   Die Maus

21.   Der Pfau

Der Kümmerbär

Der Kümmerbär lebt in seiner Höhle im Norden. Er geht morgens aus dem Haus und schon fängt er sich an zu kümmern. Es ist seine Leidenschaft. Er kümmert sich gern um andere. Noch lieber ist ihm das Umsorgen, als Honig zu verspeisen oder durch den Wald zu streifen. Dieser Bär kümmert sich eben um seine Mitbären. Besonders gerne kümmert er sich um Bärinnen. Dieser Bär ist so stark und so schön, dass er die anderen Bären gar nicht beachten braucht. Er kümmert sich um seine Bärinnen. Das hat Tradition bei ihm. Zuerst war da seine kleine Bärenschwester, dann seine Bärenmutter und später seine eigene Bärendame. Der Kümmerbär kann sich so gut um andere Bären, und wie wir wissen vor allem um Bärinnen kümmern, dass er ganz vergisst auch mal Honig zu essen oder durch den Wald zu streifen.

Wenn es dem Kümmerbären selbst mal nicht so gut geht, dann ist er meist alleine und isst ganz viel Honig und streift ganz lange durch den Wald. Bis er wieder zu sich gefunden hat und sich von neuem um die anderen Bären und natürlich vor allem die Bärendamen kümmern kann.

Also geht der Bär zur Arbeit und trifft auf einmal ganz viele hübsche, junge und leider auch sehr traurige Bärendamen.

„Da komm ich doch genau richtig", denkt sich der Kümmerbär und kümmert sich vor, während und nach der Arbeit (an einer neuen Bärenhöhle) um die vielen hübschen, jungen aber auch traurigen Bärendamen.

Der Kümmerbär war wie ein Fisch im Wasser. Er fühlte sich pudelwohl.

Die Arbeit an der neuen Bärenhöhle ging gut voran und er hatte nebenbei noch genug Zeit zu helfen, zu reden, zuzuhören – sich zu kümmern eben- was der Kümmerbär so gerne macht.

Der Kümmerbär hatte das Gefühl, dass die vielen jungen, hübschen aber traurigen Bärendamen von Tag zu Tag weniger traurig waren und er war sehr froh darüber und dachte an Honig und Lachs.

Als der Kümmerbär eines Tages weit in der Höhle arbeitete, stürzte ein Teil der Höhle ein und der Kümmerbär war eingeschlossen. Er rief und dann brüllte er, aber niemand kam ihm zu Hilfe. Er, der Kümmerbär, der es sich zur Aufgabe gemacht hatte anderen zu helfen – und wir wissen ja mittlerweile, dass er sich vor allem um junge, hübsche, aber traurige Bärendame kümmerte, war nun zum ersten Mal allein und konnte sich nicht um andere kümmern, sondern war in der Höhle eingeschlossen. Er wusste zum ersten Mal in seinem Leben nicht was er machen sollte.

Er dachte sich: „Wenn eine junge, hübsche aber traurige Bärendame hier eingeschlossen wäre und ich in Freiheit, dann würde ich nicht länger ruhen, als bis sie wieder frei wäre. Das werden die anderen auch für mich tun, da bin ich mir sicher."

Also setzte sich der Bär einfach hin und wartete bis er freigeschaufelt werden würde. Doch nichts geschah. Er wartete zehn Minuten, doch nichts geschah. Nach zwei Stunden fing der Bär an sich zu ärgern.

„Immer bin ich es, der anderen hilft! Wieso hilft mir denn jetzt keiner?"

Der Bär war in der Höhle gefangen. Er entschied zu schlafen und war sich sicher, dass er morgen früh wieder in Freiheit sein würde, da ja alle fieberhaft an seiner Rettung arbeiteten. Doch als er erwachte, lagen noch alle Steine exakt so aufeinander wie zuvor.

„Das kann doch nicht wahr sein," dachte sich der Bär. „Wieso bin ich noch nicht frei?"

Er entschloss sich dazu noch einen Tag zu warten, sicherlich würde er dann wieder in Freiheit sein, Lachs und Honig essen können, durch den Wald streifen und sich im Dreck wälzen. Als sich am nächsten Tag in der Höhle nichts getan hat war dem Bären klar, dass er etwas ändern musste und das war nicht nur die Tatsache aus dieser Höhle zu entkommen, sondern vor allem, legte er mit jedem Stein, den er beiseite räumte einen Anspruch an sich selbst und andere beiseite.

Und Steine sind schwer.

Aber Ansprüche kann man gar nicht wiegen. Wenn die Ansprüche des Kümmerbären an sich und Andere auf dem Haufen Steine lasten würden, würde diese Höhle sicherlich einstürzen.

Am dritten Tag schaffte der Kümmerbär es aus der Höhle. Aber er hatte sich verändert. Er konnte zwar niemandem die Schuld geben, doch er war sauer – noch mehr: er war gekränkt.

„Alles muss man selber machen. Ich gebe und gebe und bekomme nichts zurück."

„Aber, wenn du immer gibst, was soll man dir dann noch geben? Du hast doch alles, wenn du dich so um andere kümmern kannst. Wir haben mit uns selbst mehr als genug zu tun."

Das hatte der Kümmerbär nicht erwartet. Er hatte keine Lust mehr auf Honig oder Lachs oder darauf, sich im Dreck zu wälzen. Erging in seine Höhle und war sehr traurig. Er hatte gedacht, dass er befreit werden würde oder zumindest herzlich empfangen, aber stattdessen musste er sich sogar noch was anhören.

„Warum kümmere ich mich denn immer um die anderen? Was bringt mir das? Jetzt wo ich Hilfe gebraucht habe, hat es mir nichts genützt."

Der Bär war sehr traurig und fiel in einen sehr langen Winterschlaf. Als er wiedererwachte, machte er es sich zur Aufgabe für diesen Frühling mehr Lachs und Honig, mehr durch die Wälder zu streifen und im Dreck zu spielen.

Der Leitwolf

Der Leitwolf streift mit seinem Rudel durch die Wälder. Er ist der Anführer. Das Rudel folgt ihm und verlässt sich auf ihn. Er ist Richter, Versorger, Jäger, Quartiermeister, Chef im Ring – unangefochten. Er ist Leader, Macher, Organisator.

Er führt an. Alle folgen.

Seine Fehler wiegen schwer, sie betreffen alle. Aus diesem Grund ist er stark. Er trägt die Verantwortung. Er holt sich zwar Rat, aber er trifft die Entscheidungen. Wer ihn in Frage stellt zieht den Kürzeren.

Der Leitwolf macht keine Fehler. Er bügelt sie aus. Andere versagen, er nicht. Er kennt immer einen Weg. Der Leitwolf ist für das Rudel verantwortlich und weiß das auch. Er handelt entsprechend. Er lobt, er motiviert, er tadelt und wenn nötig fletscht er die Zähne. Der Leitwolf ist kräftig, aber auch schlau. Er kann anpacken, aber auch Pläne schmieden. Er kennt die Wälder, die Bäche und Flüsse und die Kniffe der Jagd. Er ist stolz und fühlt sich unbesiegbar.

Als es eines Tages bei der Jagd ein Unglück gibt und sich der Leitwolf bei Verfolgen eines gewaltigen Hirsches das rechte, vordere Sprunggelenk bricht, ist es aus mit seiner Vormachtstellung im Rudel. Ein Fehltritt kostet ihn alles. Seine Position, die beste Schlaflage, die fruchtbarste Wölfin, das Gefühl gebraucht zu werden, den Respekt und die Angst in den Augen der Andren, die Furcht, die er durch seine bloße Präsenz auslöste, die besten Fleischstücke der gerissenen Beute, das Anstimmen des Geheuls: ein Fehler kostet ihn einfach alles.

Andere Wölfe kämpfen um seine Position. Keiner ist wie er, doch er kann nichts ausrichten. Er ist raus.

Schließlich verlässt der Leitwolf das Rudel. Er kann sich diesen Machtkampf dieser Stümper nicht angucken, aber vor allem kann er sich nicht mit seiner neuen Rolle anfreunden. Er kann sich nicht unterordnen. Das ist nicht sein Naturell. Deshalb verlässt er das Rudel und schlägt sich fortan alleine durch. Er braucht ja keinen! Wenn, dann brauchen andere ihn.

Der Wolf reißt ab und zu ein Schaf und findet einen Unterschlupf. Er ist verbittert. Sein Stolz ist ein Schatten dessen, was er einmal war. Seine Anmut, seine Statur, seine Wucht: verschwunden. Er ist ein Pirat ohne Schatz, ein Kapitän ohne Schiff, ein Wolf ohne Rudel. Ein Anführer ohne Gefolgschaft. Ein Macher ohne Aufgabe. Ein Antreiber ohne jemanden, den er motivieren könnte. Ein Chef ohne Belegschaft.

Sein Sprunggelenk ist längst verheilt, doch sein Esprit ist weg.

„Was tun", denkt sich der Wolf. „Ab und zu ein Schaf, ein Unterschlupf habe ich auch." „Lieber allein, als schlecht begleitet", denkt sich der der Wolf und fristet für ein paar Jahre sein Dasein.

Er überdenkt seine Rolle im Rudel. Er hinterfragt seinen Stolz.
Er kommt zu dem Schluss, dass er nicht unbesiegbar ist/war. Er kommt zu dem Schluss, dass er nicht alles weiß. Er kommt zu dem Schluss, dass er sich in ein Rudel einfügen kann. Er muss nicht führen, er kann auch folgen. Er kann beides. Gleichzeitig.

Er entscheidet sich dazu, sich wieder einem Rudel anzuschließen. Die Zeit ist reif.

Er zieht nach Norden. Er findet ein Rudel. Er fügt sich ein. Er wird akzeptiert. Er jagt, er frisst, er führt Umgang mit den Anderen. Er hat es geschafft sich zu ändern, seine Fehlbarkeit zu akzeptieren. Er hat seinen Stolz überwunden. Er hat die Konsequenzen seines Unglücks überwunden und ertragen. Es hat ihn geformt und geprägt.

Nach und nach steigt der Wolf im neuen Rudel in der Hierarchie auf. Er wird zu Rate gezogen, er bekommt gute Fleischstücke, er bekommt einen guten Schlafplatz.

Er ist zufrieden. Er verlangt nicht mehr. Es sollen andere leiten, lenken, führen. Er hat sein Schicksal akzeptiert.

Ein paar Jahre vergehen. Der Wolf ist glücklich. Er hat seinen Platz im Leben gefunden.

Als eines Tages der Leitwolf des neuen Rudels bei der Jagd von einem

Wildschwein aufgeschlitzt wird, wird ER von den anderen Wölfen als Leitwolf akzeptiert. Der Leitwolf hat dazugelernt. Er akzeptiert die Verantwortung, trägt sie aber mit einer großen Portion Demut. Er fragt um Rat, entscheidet gemeinsam, führt ohne zu dominieren. Er macht seine Sache gut. Er ist gereift.

Der Leitwolf wird alt. Er sucht einen Nachfolger aus und verlässt das Rudel. Er sucht eine Höhle auf und denkt über sein Leben nach.

„Verantwortung zu tragen ist eine Ehre, ein Privileg, ein schönes Gefühl. Aber ein zweischneidiges Schwert. Denn mit der Verantwortung kommt der Druck, Erwartungen, Andere verlassen sich auf einen, legen manchmal ihr Wohl in deine Pfote. Du musst dem gerecht werden. Das kann nicht immer gelingen. Jeder muss ein Stück weit Verantwortung übernehmen, damit eine Gemeinschaft bestehen kann. Einige tragen mehr, andere weniger Verantwortung, das liegt in der Natur der Sache. Fehler können gemacht werden. Es gilt, mit ihnen umzugehen, sie sich einzugestehen, nicht an ihnen zu zerbrechen. Das Leben bietet stets Chancen. Man muss den Mumm haben sie zu ergreifen und den Grips haben sie zu erkennen. Stolz und Stärke können schnell Risse bekommen bei Misserfolg. Doch gerade aus Misserfolg wächst wahre Stärke. Man hat die Chance Dinge zu verändern, zu überdenken, sich selbst besser einzuschätzen, seine eigenen Grenzen kennenzulernen und zu spüren. Das macht einen aus. Das ist wahre Kraft. Erkenntnis, Demut, Anstand, Würde und Reflektion. Sei dir deiner Fehlbarkeit bewusst und fürchte dich nicht davor."

Der Wolf war zufrieden mit sich und seinen Gedankengängen. Er kehrte zum Rudel zurück und ließ den neuen Leitwolf an seinen Erfahrungen teilhaben. Danach zog er sich zum Schlafen zurück. Er konnte nicht ahnen, dass er nicht mehr aufwachen würde, aber das hätte nichts geändert. Er war mit sich, dem Rudel, dem neuen Leitwolf und der Welt im Reinen.

Die Honigbiene

Die Honigbiene summt und brummt, fleißig wie sie ist, über der üppigen Blumenwiese. Sie steuert zielsicher ihre favorisierten Blüten an und sammelt fleißig Blütenstaub und gönnt sich von Zeit zu Zeit ein wenig Nektar, auch wenn sie einen straffen Zeitplan hat und es eigentlich untersagt ist – Anordnung von höchster Stelle. Dennoch kann sie es nicht lassen zu naschen. Sie ist eine gute Honigbiene. Sie ist eine gute Kameradin, denn sie gibt den anderen stets die besten Tipps und Hinweise auf die frischesten Blüten.

Außerdem ist sie treu. Sie zweifelt nie am Dienst an der Königin und ist mit Freude emsig. Des Weiteren ist sie außerordentlich erfolgreich. Sie staubt so richtig ab.
Die Honigbiene ist zufrieden. Sie ist in ihrer Kolonie angesehen als fleißige Arbeiterin, kann sich ab und zu erholen und von Zeit zu Zeit was gönnen: Was will sie mehr?!?

Als sie jedoch anfängt mehr zu naschen

als abzuliefern, wendet sich das Blatt. Erst wenden sich die anderen Arbeiterinnen ab, dann fällt sie in Ungnade der Königin und muss den Bienenstock verlassen. Sie wird nicht verhungern, denn Nahrung zu finden ist ihr Beruf gewesen, doch es ist eine Schande herausgeworfen worden zu sein. Sie kommt in einem Astloch unter und überlegt sich, wie es für sie weitergehen soll.

„Ich will naschen, hausen, mich ausruhen und frei sein. Mich nicht mehr nach Futterplänen richten und niemandem mehr dienen außer mir selbst."

Die Honigbiene verbrachte einen tollen Sommer in ihrem Astloch, war ihr eigener Herr und wurde vom vielen Naschen immer dicker. Bald hatte sie sogar Schwierigkeiten beim Fliegen, doch es ging alles gut.

Als der Herbst kam wurde der Honigbiene klar, dass sie den Winter allein nicht überleben würde. Sie überlegte.

Sie musste zurück. Ins Warme. Zum Honig. An die Quelle.

Sie machte sich auf zum Bienenstock und bat freundlich um eine Audienz bei der Königin. Sie wurde bereits erwartet.

„Eure Majestät", begann die Honigbiene, „ich komme, um mich für mein Fehlverhalten zu entschuldigen. Ich war maßlos, eigensinnig, faul, ungehorsam und eingebildet. Ich habe mein Wohl über das der Kolonie gestellt, ich habe eurer Hoheit nicht Folge geleistet, ich bin dem Laster verfallen, ich bin selbstsüchtig und selbstherrlich gewesen. Lasst es mich wiedergutmachen."

Die Honigbiene bekam eine zweite Chance von der Königin. Die Honigbiene war dankbar und schuftete fortan für das Wohl der Königin und der Kolonie wie nie zuvor. Sie hatte gelernt, dass es besser war Fehler einzugestehen und zuzugeben, dass sie für ein großes Ganzes arbeiten sollte und nicht nur für das eigene Wohl, dass man eine zweite Chance erhält, dass es in Gemeinschaft schöner ist, dass Egoismus hässlich ist und vor allem eines: Naschen ist ungesund ☺

Der Schlaufuchs

Der Schlaufuchs ist ein gerissener, raffinierter Zeitgenosse. Er jagt seine Beute nicht, er überlistet sie vielmehr. Er ist ein Meister der Intrige. Er kennt die Gewohnheiten, die Abläufe, die Muster seiner Gegenüber und spielt sie dann aus. Die Taktik des Schlaufuchses geht meist auf. Er ist erfolgreich in dem was er tut und lernt von Fall zu Fall dazu, sodass er sein Repertoire ständig erweitert. Der Schlaufuchs ist trotz seiner intellektuellen Fähigkeiten alles andere als weise. Denn zur Weisheit fehlt ihm die Zufriedenheit, die Gelassenheit. Der Schlaufuchs ist gierig, egoistisch und ein wahrer Nimmersatt. Der Schlaufuchs plündert Nester, macht Jägern ihre Beute streitig und sagt auch zu Aas nicht Nein.

Als er eines Tages seine große Chance wittert und ein Nest voller Eier erschnüffelt hatte, überlegte er sich wie er am besten noch den brütenden Vogel dazu verspeisen könnte. Also überlegte sich der Schlaufuchs einen Plan.

Was er nicht wusste, war, dass es eine

Falle der Waldbewohner war. Sie hatten sich zusammengetan um dem Schlaufuchs den Gar auszumachen. Die Adler, die Hirsche, die Wildschweine, die Hasen, ja alle Waldbewohner hatten sich gegen ihn verschworen.

Der Schlaufuchs schritt zur Tat. Sein Plan war es erst einmal nur ein Ei zu stehlen, um den Vogel in Sorge zu versetzen und dann zuzuschlagen. Als er sich dem Nest näherte, schnappte die Falle zu. Die Adler und die übrigen Vögel kreisten über ihm, die Hirsche und die Wildschweine versperrten ihm den Weg.

„Du bist ein gemeiner Dieb!" riefen die Vögel aus der Luft. „Du bist ein hinterlistiger Jäger!" brachten die Hasen hervor. „Damit ist hier und heute Schluss."

„Ich kann nicht anders, es liegt in meiner Natur!" entgegnete der schlaue Fuchs.

Es nützte ihm nichts. Die Hirsche verletzten ihn mit ihrem Geweih und die Wildschweine trampelten ihn tot. Wäre er nicht so gierig gewesen, wäre er noch am Leben. Er konnte sich nicht mit einer schönen Sache begnügen, sondern musste mehr haben als er eigentlich brauchte. Dem ist der Schlaufuchs erlegen. Der Gier. Der Unersättlichkeit. Er war ein Räuber, ein Einzelgänger, ein Außenseiter. Erfolgreich, aber allein.

Seine Gier, sein Verlangen nach mehr und seine Unfähigkeit mit einer kleinen Ausbeute zufrieden zu sein kosteten ihn am Ende Alles. Der Schlaufuchs wurde am Ende mit seinen eigenen Waffen geschlagen. Der Schlaufuchs war letztendlich doch nicht so schlau wie er immer dachte.

Die Eintagsfliege

Die Eintagsfliege ist <u>der</u> Hans-Dampf im Tierreich. Kaum ein anderes Geschöpf kann es an Aktivität, Stress und Sorgen und Nöten mit ihr aufnehmen. Man könnte meinen, dass die Eintagsfliege einen straffen Zeitplan erstellt. Eine durchaus ungünstige „Work-Life-Balance" besitzt und wenig Zeit hat sich dem Müßiggang hinzugeben. Die Eintagsfliege kriegt das unter einen Hut, wofür andere Insekten und Tiere ihr ganzes Leben haben (und welches nicht nur aus einem Tag besteht).

Die Eintagsfliege braucht keinen Wecker. Sie ist sofort auf den Beinen. Einmal aus den Federn, ist ihr auch schon klar, dass es das mit dem Füße hochlegen auch schon gewesen ist. Jetzt heißt es umherfliegen, Nahrung suchen, eine Partnerin finden und Aus-Die-Maus.

Aber die Eintagsfliege denkt gar nicht daran am Abend den Löffel abzugeben. Sie doch nicht. Sie wird dem Tod von der Schippe springen und ein langes Leben haben. Deshalb fängt sie erst gar nicht an herumzufliegen, Nahrung zu suchen oder nach einer Partnerin Ausschau zu halten. Sie genießt einfach.

Als es Abend wird schwindet langsam ihre Lebensenergie. Sie denkt sich, dass es daran liegt nichts gegessen zu haben und daran, dass sie einfach müde wird.

Doch sie schläft nicht ein – sie stirbt.

Das Schicksal einer ganz normalen Eintagsfliege hat auch sie ereilt, obwohl sie es nicht wahrhaben wollte und nicht für möglich gehalten hat. Hätte sie sich doch fortgepflanzt, hätte sie doch mehr vom Tag, ja vom Leben gehabt, und haben können, wenn sie doch bloß der Realität ins Auge hätte sehen können und wollen.

So stirbt die Eintagsfliege glücklich und zufrieden, aber unverrichteter Dinge. Sie hat sich für ein Leben in „Saus-und-Braus" entschieden und das Elementare, das Notwendige völlig verdrängt und aus den Augen verloren. Wie jedes andere Lebewesen hat auch die Eintagsfliege Pflichten, denen sie sich nicht entziehen kann und darf. Es muss schon sein, dass man das Wichtig im Leben ernst nimmt und sich der Realität bewusstmacht und nicht zu vergessen, dass man die natürlichen Gesetze des Lebens nicht einfach so aushebeln kann.

Der Einsiedlerkrebs

Der Einsiedlerkrebs ist gern flexibel. Er bindet sich nur kurzfristig – auf überschaubaren Zeitraum. Er macht sich nicht viel aus Besitz. Er ist zufrieden, wenn er eine Bleibe gefunden hat, verweilt dann solange es ihm behaglich ist und sucht sich etwas Neues, wenn ihm danach ist. Er ist gerne allein. Die Einsamkeit empfindet er nicht als solche. Es ist vielmehr. Freiheit. Unabhängigkeit. Autonomie.

Als er eines Tages keine Lust mehr auf sein Muschelhäuschen hatte, beschloss er sich nach was Neuem umzusehen. Er fand eine prächtige Muschel, die ziemlich groß war und die sich bereits in günstiger Lage befand. Er zog ein.

Doch er war nicht allein. Ein anderer Einsiedlerkrebs hatte es sich schon gemütlich gemacht. Der Einsiedlerkrebs wollte auf der Stelle umdrehen, als ihn der

Andere auf ein wenig Plankton einlud. Sie kamen ins Gespräch, wurden Freunde und sogar Mitbewohner. Die Muschel bot Platz für Beide und sie kamen sich nicht in die Quere. Sie tauschten sich von Zeit zu Zeit aus, spielten Karten, plauderten oder filterten gemeinsam, die ein oder andere Portion Plankton. Der Einsiedlerkrebs fühlte sich sehr wohl. Er hatte ein neues Zuhause, einen Freund und trotzdem seine Ruhe.

Der Grashüpfer

Der Grashüpfer springt und hüpft fröhlich von Grashalm zu Grashalm und denkt an nichts anderes als das Hüpfen, das Essen und das Ruhen. Er macht sich nichts aus üppigen Wiesen, er kann auch mal eine Wüste oder zumindest eine karge Landschaft durchqueren. Was ihn auszeichnet, ist sein perfekter, reibungsloser Bewegungsablauf beim Sprung.

Als er sich eines Tages den vorderen Fuß verstaucht, bringt dies auch seinen Bewegungsablauf aus der Balance, auf den er so stolz war.

Die Balance wiederherzustellen, um wieder durch das weite Land zu hüpfen und zu ziehen, ist sein oberstes Ziel, seine höchste Priorität. Doch es gelingt ihm nicht. Er hat große Probleme damit, die Ausgeglichenheit herzustellen und wird immer trauriger über die Tatsache, dass es nicht mehr so leicht von der Hand geht wie zuvor.

Der Grashüpfer hüpft nicht mehr wie ein

Paradebeispiel seiner Gattung, sondern hat Schwierigkeiten mit den elementarsten Dingen; zu hüpfen, zu stehen, zu sein.

Er versucht alles um die Balance wiederherzustellen, die Waage auszugleichen. Der Grashüpfer müht sich und kämpft sich ab, doch er schafft es nicht die Balance zu finden.

Als er aufhört zu strampeln, zu verkrampfen, sich zu verbeißen, wird es immer besser mit dem Hüpfen und Stehen und nachdem es eine Zeit ziemlich gut mit dem Hüpfen läuft, läuft es auch besser mit dem Sein.

Der Grashüpfer hat es geschafft Stück für Stück die Balance zurückzugewinnen, indem er unverkrampft und mit einer Spur Lockerheit vorging. Dem Grashüpfer gelingt es sich aus dem Sumpf zu befreien, sich aus dem Treibsand herauszukämpfen. Doch er schafft es erst, als er es kaum noch für möglich gehalten hat zurück zur Ausgeglichenheit zu finden, denn es ist die Einstellung mit der er es schafft zum Erfolg, in diesem Fall die Balance zu finden. Erst als er es schafft loszulassen und die Gegebenheiten zu akzeptieren, versteht es der Grashüpfer die Balance wiederzuerlangen. Mit der nötigen Ruhe, Akzeptanz und einer Spur Gelassenheit.

Der Grashüpfer hüpft fortan etwas vorsichtiger und behutsamer durchs Gelände und erfreut sich durch die neu errungene, bewusstere Herangehensweise an das Leben, an der Natur, dem Essen und den anderen Grashüpfern.

Schließlich denkt der Grashüpfer, dass die Verstauchung des Fußes, obwohl er dadurch seinen perfekten Bewegungsablauf eingebüßt hatte, eine große Chance und ein vielversprechender Neubeginn für ihn war. Er lebt und geht nun viel bewusster durchs Leben.

Die Rennmaus

Die Rennmaus verrichtet alles im Eiltempo. Sie flitzt von einem Bau zum anderen und ist immer in Aktion. Sie rast, sprintet, läuft und hält niemals inne. Die Rennmaus hat keine Zeit nachzudenken, zu reflektieren oder zu planen. Sie handelt immer instinktiv.

Nahrung, Unterschlupf, Versorgung, Nachwuchs, alles läuft nach einem Muster und nach einem gut funktionierenden Raster. Die Rennmaus ist in ihrer Mühle, Hamsterrad gefangen. Die Rennmaus schafft es nicht ihre Verhaltensweisen zu ändern, da sie nicht überdenkt. Auf Grund der Tatsache, dass die Rennmaus ihre Taten nicht überdenkt, macht sie regelmäßig dieselben Fehler.

Als es Winter wurde und die Rennmaus gerade in den Gängen ihres Baus unterwegs war, wurde sie auf einmal durch Erd- und Eismassen in einer Zwischenhöhle eingeschlossen. Die Rennmaus sprintet im Kreis die Höhle auf und ab, bis sie völlig erschöpft in einer Ecke zusammenbrach. Sie war allein.

Ohne Aufgabe. Kein Ausweg. Kein Weg aus der Höhle, kein Weg an der Auseinandersetzung mit den eigenen Fehlern und Verhaltens- und Denkmustern vorbei.

Die Rennmaus überdachte die Hektik und den Stress, mit dem sie durchs Leben gegangen war und versuchte an gewissen Dingen zu arbeiten. Sie versucht den Druck abzumindern, indem sie nicht mehr so hochtourig unterwegs ist. Sie versucht die Sorgen zu nehmen, indem sie sorgfältiger plant und vorausdenkt. Sie versucht Ängste abzulegen, indem sie sich den Anforderungen des Lebens stellt. Sie versucht Ordnung in ihr Leben zu bringen, indem sie sich besser strukturiert und Prioritäten setzt. Sie versucht das Leben zu genießen, ohne es zu ernst zu nehmen. Sie versucht sich selbst nicht zu wichtig zu nehmen und sich als Teil eines Ganzen zu sehen. Es geht nicht immer nur darum alles möglichst schnell zu erledigen, sondern sorgsam.

Die Schildkröte

Die Schildkröte genießt die Langsamkeit.
Sie hat sich damit abgefunden, dass all
die anderen Tiere an ihr vorbeirasen. Der
Schildkröte ist dies egal. Sie hat keinen
Stress. Sie hat alles was sie braucht
immer dabei: ihren Panzer. Der schützt sie
nicht nur vor Wind und Wetter oder vor
Angreifern, sondern auch vor ihr selbst.

Sie kann durch den Panzer, wie man so
schön sagt, gar nicht aus der Haut fahren.

Sie ist die Ruhe selbst. Sie möchte nicht
so sein wie der flinke Hase, immer auf der
Flucht, oder wie der stolze Adler hoch in
den Lüften.

Sie ist BODEN-ständig.

Der Elefant

Der Elefant ist ein ganz besonderes Tier. Majestätisch, stark, groß und mit vielen Talenten gesegnet. Neben seiner Schwimmtechnik, zählt vor allem sein Gedächtnis zu seinen speziellen Fähigkeiten. Doch der Segen ist Fluch zugleich. Er kann sich zwar die besten Futter- und Wasserquellen merken und kennt sich im Gelände fabelhaft aus, doch er kann auch Konflikte und Ärgernisse nicht so einfach abschütteln. Die trägt der Dickhäuter dann sein Leben lang mit sich rum und muss einen Umgang mit ihnen finden. Das ist gar nicht so einfach.

Der Elefant ist zum Glück in der Lage Dinge zu verarbeiten. Er schluckt sie nicht nur so runter, sondern schafft es Sinn und Ordnung in den Kopfsalat zu bringen. Doch das hat mit Selbsterkenntnis, Hingabe und ein Stück Disziplin zu tun. Das fällt einem nicht einfach so in den Schoß.

Der Elefant hat gelernt sich stets an den eigenen Rüssel zu packen, die Schuld nicht bei anderen zu suchen, zu hinterfragen, nach Ursachen zu suchen, unter der Oberfläche zu kratzen, den Dingen auf den Grund zu gehen.

Der Delphin

Der Delphin hat Spaß am Leben. Er genießt das Leben im Wasser, schöpft aus einem reichhaltigen Nahrungsangebot und er hat viel Freude am Sex. Der Delphin schwimmt und spielt mit seinen Artgenossen. Er schein das Leben in vollen Zügen zu genießen, doch das täuscht. Er bewegt sich stets an der Oberfläche des Lebens. In die Tiefe dringt er nicht vor.

Sein Spieltrieb, sein Sexleben, seine Geselligkeit, all das ist reiner Ausdruck von fehlender Auseinandersetzung mit den wahren Bedürfnissen, und die liegen nicht an der Oberfläche, sondern tiefer.

Der Wal

Der Wal ist der Gigant der Tiefe. Er kommt nicht oft an die Oberfläche, ein paar Atemzüge am Tag reichen ihm aus. Es scheint als würde er ab und zu nach dem Rechten schauen, um sich dann wieder seinem eigenen Leben tief unter der Oberfläche zu widmen.

Er ist gern allein, doch er kann auch gut kommunizieren. Sein Gesang reicht kilometerweit. Er hat alles was er braucht. Gesellschaft, Abstand, Kommunikation. Eine gute, ausgewogene Mischung aus Oberfläche und Tiefe.

Der Wal zeigt auf, wie es geht.

Der Mustang

Der Mustang ist ein wildes, freies Pferd.
Es liebt es, durch die endlosen Weiten zu
streifen und völlig losgelöst von jeglichen
Zwängen zu leben.

Doch einige Tiere wurden gefangen
genommen und gezähmt. Nutzbar
gemacht.
Völlig gegen die Ideale des Tieres. Der
Mustang wurde seiner Natur beraubt.
Entfremdet.

Er ist ein Schatten seiner Selbst. Nur noch
ein Symbol auf dem Kühlergrill. Mit
Freiheit hat das nicht mehr viel zu tun. Der
Mustang ist ein gebrochenes Wesen.

Das Reh

Das Reh liebt den Wald. Er gibt ihr alles, was es braucht. Doch er birgt auch Gefahren, denn es leben auch gefährliche Tiere im Wald, wie der Wolf.

Deshalb ist das Reh von Natur aus skeptisch, misstrauisch und scheu. Es ist immer auf der Hut. Es nimmt jedes verdächtige Geräusch war und ist ständig auf dem Sprung.

Diese Scheu ist nützlich und wichtig, doch sie steht ihr beim Genießen von Nahrung, trinken und Bewegung, ja in allem Lebensbereichen irgendwie im Weg.

Der Dinosaurier

Der Dinosaurier fühlt sich fremd in der modernen Welt. Was zählt denn wirklich? Jagen, fressen, schlafen, oder doch immer mit dem Neuesten gehen. Der Dinosaurier lehnt die moderne Welt nicht ab oder sieht sie mit zu kritischem Blick, es ist nur nicht sein Revier. Er möchte sich auf das verlassen, was er kennt. Was er sehen kann, was er kontrollieren kann durch seine Kraft und seinen Willen. Ihm sind Technik und Medien durchaus vertraut, doch er nutzt sie nur basal.

Der Dinosaurier steht für die alten Werte. Zuverlässigkeit, Treue, Langsamkeit. Er steht für Gerechtigkeit und sorgt für die Balance. Der Dinosaurier stirbt aus. Säugetiere laufen ihm den Rang ab. *Brave New World.*

Der Dinosaurier kämpft sich seinen Weg durch den Großstadtdschungel. Er kennt sich aus. Er braucht kein Navi. Er liest Spuren. Er vertraut auf seine Fähigkeiten und ist zufrieden. Wenn da nicht die sich ständig verändernden

Umweltbedingungen wären, die ihm zu schaffen machen.

Der Dinosaurier eckt an, fällt auf, sticht aus der Masse heraus. Das nimmt er zur Kenntnis und fragt sich, ob er nicht doch eher ein Säuger wäre. Doch das schüttelt der Dinosaurier ganz schnell wieder ab. Er weiß, dass er nicht mehr lange mithalten kann und ist auf der Suche nach einem neuen Revier. Irgendwo, wo seine Fähigkeiten noch gefragt sind.

Er bricht auf. Es ist ein langer, weiter Weg. Das Ziel ist ungewiss.

Findet der Dinosaurier was er sucht, oder muss er sich doch anpassen…?

Die Löwin

Die Löwin ist der eigentliche Chef im Rudel. Sie organisiert die Jagd, teilt die Beute auf und zieht die Jungtiere groß. Die Löwin hat keine natürlichen Feinde. Sie ist an der Spitze der Nahrungskette. Der größte Feind lauert in den eigenen Reihen. Sei es der faule Löwe, der denkt, dass er die Geschicke leitet, oder andere, aufstrebende Löwinnen, die ihr den Rang streitig machen wollen. Doch die Löwin ist erfahren und lenkt und leitet alles in die richtigen Bahnen und erkennt und bannt jede Gefahrensituation.

Die Jagd ist mittlerweile ein Kinderspiel – Tagesgeschäft – Routine. Ihre Hauptaufmerksamkeit richtet die Löwin auf die Entwicklung ihrer Jungen. Dort lässt sie ihre Kraft, denn dort wird sie am dringlichsten benötigt. Doch mit der gr0ßen Einflussnahme tun sich manche Jungtiere schwer. Sie wollen doch nur spielen, schmausen und bloß nicht erwachsen werden und selbst Verantwortung übernehmen. Das ist doch die Aufgabe der Löwenmutter, denken einige. Sie wird das schon alles richten, ist der Tenor.

Die Löwenmutter reibt sich auf. Besonders an den schwierigen Jungtieren hat sie großes Interesse. Was ihre Gabe ist? Das Potential der jungen Wilden zu erkennen und jeden anders anzupacken. Manche trägt sie sogar im Maul von A nach B, andere nimmt sie so schnell es geht mit auf die Jagd.

Einige Tiere richten sich an ihr auf, andere suchen Schutz und manche verstecken sich hinter ihr. Die Löwin kennt diese Verhaltensmuster und versucht an den nötigen Stellschrauben zu drehen.

Letztendlich kann die Löwin, trotz all ihrer Kraft und Erfahrung gar nicht so viel ausrichten. Sie ist die Wand, an der das Efeu entweder sprießt und aufgeht oder muss dabei zusehen, wie es sich nicht von der Stelle bewegt oder sogar eingeht.

Das schmerzt mehr als jede fehlgeschlagene Jagd. Die Machtlosigkeit. Jeden Moment Hilfe anbieten, Unterstützung leisten, aber am Ende bleibt nur hoffen und möglicherweise Enttäuschung.

Diese Sorgen hat der Löwe nicht. Die Löwin ist für alles zuständig. Ihr Kümmern ist einzig und allein davon abhängig ob es auf fruchtbaren Boden trifft. Wie Regen, der bei zu trockenem Boden einfach abfließt und nicht tief in die Erde eindringt.

Die Löwin bestellt Jahr für Jahr den Acker, doch anders als ein Kartoffelbauer, weiß sie nie was am Ende herauskommt. Die Löwin weiß das mittlerweile und macht weiter. Immer weiter.

Es lohnt sich ja.

Der Hund

Der Hund ist der beste Freund des Menschen. Das liegt wohl daran, dass der ihm in vielen Dingen ähnelt und in manchen sogar als Vorbild dient. Ähnlich wie der Mensch hat auch der Hund seinen Frieden gefunden. Von der Wildnis in die Zivilisation.

Der Hund ist wie der Mensch gern sein würde: treu, lernfähig, verspielt und immer darauf bedacht zu helfen und zu beschützen.

Der Mensch nutzt das Tier, um über seine Defizite hinwegzuschauen und vermutet, fälschlicherweise, dass er über dem Tier steht, es dominiert.

Der Hund ordnet sich zwar unter, doch er tut es gern und aus freien Stücken. Sein Herrchen weiß das und ist im Grunde dankbar. Der Hund ist ein intelligentes Tier. Er akzeptiert seine Rolle und erhält im Gegenzug alles was er braucht. Ein Herrchen.

Um das Herrchen kann der Hund sich nun

sorgen, ihn leiten und beschützen.

Das Wort Herr*chen* ist quasi ein Eingeständnis für die Unterwürfigkeit des Menschen.

Die Katze

Die Katze ist ein wahrer Einzelgänger unter den Haustieren, auch wenn sie oft im Verbund mit anderen Katzen ein Haus oder eine Wohnung bewohnt, zeigt sich schnell ihre egoistische und kleinkarierte Seite.

Der Mensch ist für sie ein Dosenöffner.

Schmusen nur nach eigenem Bedarf.

Beim Essen und beim Spiel zeigt sich der wahre Charakter.

Sie frisst ohne zu teilen und stellt hohe Ansprüche. Auch wenn sie gelegentlich einen Vogel oder eine Maus darbietet ist sie sehr speziell. Auch beim Spiel ist sie in ihrer eigenen Welt. Sie kann sich stundenlang mit Wollknäueln oder Kratz- und Kletterbäumen aufhalten. Sie ist für sich.

Sie möchte gar nicht am Schicksal anderer teilhaben. Sie will ihr Ding machen. Die Katze ist der Egoist unter den Haustieren.

All die Aufmerksamkeiten, die ihr zuteil werden nimmt sie gleichgültig und als selbstverständlich hin.

Der Maulwurf

Wie jeder weiß ist der Maulwurf so gut wie blind. Dafür hat er andere tolle Fähigkeiten. Er kann sich unter der Erde wunderbar orientieren. Er schaufelt und baggert, er gräbt und hebt aus.

Er ist der Meister unter der Erde.

Obwohl er wenig bis gar nichts sehen kann, was für die meisten Lebewesen der sichere Tod wäre, schafft es der Maulwurf seine fehlende Sehkraft mit anderen Mitteln zu kompensieren.

Er ist der Anpasser des Jahres.

Die Maus

Die Maus ist extrem vorsichtig. Überall lauern Gefahren. Sei es am Boden oder aus der Luft. Sie muss ständig auf der Hut sein. Doch für eine Verlockung riskiert sie gerne ihr Leben: Käse.

Sie weiß, dass der Käse in einer Falle steckt, sie weiß, dass sie mit dem Feuer spielt, sie weiß auch, dass sie irgendwann in der Falle enden wird, wenn sie ihre Gier, ihre Sucht nicht in den Griff bekommt. Doch der Duft des Käses lässt sie ein ums andere Mal schwach werden. Die Verlockung ist zu stark.

Sie schleicht sich vorsichtig an die Falle heran. Der Käse ist unwiderstehlich und übt ein unbedingtes Verlangen in ihr aus. Doch die Gier lässt sie unvorsichtig werden. Sie hat den Käse bereits mehrfach erfolgreich erbeutet, doch heute ist ihr dies nicht vergönnt.

Die Falle schnappt zu. Die Maus bricht sich das Genick und stirbt, den Käse vor Augen.

„Ach hätte ich doch widerstanden, ach wäre ich doch vorsichtiger gewesen, ach wär ich bloß nicht so gierig geworden", denkt sich die Maus, bevor sie ein für alle Male die Augen schließt.

Der Pfau

Der Pfau ist ein stolzes, prachtvolles Tier. Er stolziert und zeigt was er hat und was er kann. Der Pfau ist ein wahrer Frauenheld. Er versucht jeder Dame zu imponieren und macht ihnen den Hof. Doch der Pfau vernachlässigt bei all dem Getöse seine Hauptaufgabe als Vogel: zu fliegen und zu fressen.

Es kommt der Tag, an dem der Pfau vor lauter Übermut und Eitelkeit an Hunger und Durst stirbt. Doch dem Pfau ist das egal, solange sein Federkleid makellos bleibt.

Bipolare Dialoge

Der Schmied

Man sagt des Glückes Schmied
tragisch, als ich aus dem Leben schied
denn ich hatte keine Chance, keinen Stich
als die Kontrolle mir entwich.

Der Körper machte was er wollte,
der Geist war wirr und voll im Wahn
ich warf vieles über`n Haufen, aus der Bahn
allerdings nichts was ich sollte.

Freigedreht und angetrieben
machte ich mich auf die Socken
andere zu belehren, aus der Reserve zu locken
all das war Wahnsinn, übertrieben...

Was konnt ich tun? Was gab´s für Optionen
sicher nicht zu Hause bleiben
auf der Straße musste ich mich auftreiben
unter Menschen, unter den Millionen.

Doch der Krach kam ziemlich schnell
denn mein Geist war wie ein Blitz sehr hell
bei dem Gewitter im Kopf schien ich
bedrohlich
doch, hey, das bin doch immer noch ich.

Der Genießer

Der Genießer lässt sich treiben, macht keine Pläne. Wieso auch?

Es ist ja kaum etwas planbar und vielmehr noch: es ist die Freude, die beim Planen verloren geht.

Anders als die Vorfreude, ist der Genuss des Augenblickes dem Genießer das größte Vergnügen.

Stille Stimmen

A: Warum tust du das?
B: Was?
A: DAS!
C: Ach, lass.
B: Wieso?
C: Nur so.
A: Sowieso.
C: Du bist halt so.
B: Sei nicht so.
A: Ich bin ich...
C: Du bist nicht Du selbst.
ABC: Wenn nicht Ich, wer dann?

Versprochen

A: Ich verspreche Dir, dass ich mich ändere.

B: Das will ich auch hoffen.

A: Ich beweise es Dir & Mir.

B: Das ist schön.
Schön, wenn Du Dich findest,
und nicht ändern müsstest.

A: Ich finde, Ich ändere mich bereits!
Wie findest du das?

B: Ich hoffe, Ich finde Dich stets!

Der Verweigerer

Ich verweigere mich meinen Kopf hängen zu
lassen!
Ich verweigere mich die Hoffnung zu
verlieren!
Ich verweigere mich mir durch Sorgen meine
Heiterkeit zu verlieren.
Ich verweigere mich dem Hass, der Hetze, der
Panik,
der unnötigen Sorge um eine sowieso
ungewisse Zukunft!

Dadurch, dass ich mich so vielen Dingen
verweigere,
bleibt mir nur Hoffnung, Liebe, Dankbarkeit
und Heiterkeit.

Der Blender

Ich stehe an der Schlange im Café und
überlege wie laut ich bestellen soll, damit mir
die perfekte Aufmerksamkeit zukommt. Es soll
definitiv klar, bestimmt, nunja, männlich sein.

Ich stehe in der Umkleide im Schwimmbad
und überlege welche Badehose ich tragen soll.
Es soll klar und männlich sein.

Ich stehe an der Kreuzung und weiß nicht
welchen Weg ich nehmen soll, obwohl ich die
Straßen kenne.

Diese kleinen Probleme des Alltags begleiten
mich.

Ich will, nunja, ich will.

Hm. Ich möchte gern.

    –   Ja was denn?

Blenden.

Der Mucker

Hasserfüllt zieht er durch die Straßen: er sucht
etwas. Einen Blick. Einen Grund. Ein Opfer.

Gar nicht unbedingt einen Herausforderer.
Der Schwache ist sein Ziel.
Der, der es sowieso schon schwer hat.

Miesepetrig ertränkt er seinen Frust und wartet
bis er es gefunden hat.

Sein Opfer.

Der Wunsch

A: Ich wünsche mir...

B: Was denn?

A: Das darf man doch nicht aussprechen!

B: Ach, sei nicht albern; wenn du es für dich
behältst, ist es doch kein Wunsch!
    Sondern, eine Träumerei!

A: Ehrlich gesagt, habe ich mir noch nie etwas
gewünscht,
    aus Angst, dass es sich erfüllt...!

Der Einsame

Kennst du den Unterschied zwischen einsam und traurig?

Man kann auch mal traurig sein, ohne sich gleich einsam zu fühlen.

Aber tiefe Einsamkeit ist so traurig, dass man keine Traurigkeit verspüren kann.

Eher Trauer.

Aber warum gibt es diesen gewaltigen Unterschied?

Im Grunde genommen ist Traurigkeit etwas sehr verspieltes, fast kindliches:

–   Ich bin traurig, weil ich nicht auf
      Deinen Geburtstag eingeladen bin. -

Doch Einsamkeit ist etwas viel tiefer sitzendes. Dafür braucht man noch nicht mal einen triftigen Anlass.Sie ist einfach da. Überwältigend. Das Gefühl allein zu sein. Missverstanden.
Niemanden zu lieben oder geliebt zu werden. Von der Welt verlassen.

Die Welt verlassend.

Man muss stark sein, um dieses Gefühl zu kennen, aber stärker noch sich aus dieser Schieflage wieder zu befreien. Mut zu fassen.

Mut zu genießen!

Mensch!

Der Dummkopf
„Häääää!"

Der Schlaukopf:
„Also..."

Der Denker:
„Nehmen wir an, ..."

Mein Kommentar:

Allen ist eines Eigen. Sie wissen nichts. Aber der Ton macht die Musik, die Kleider machen Leute!

Der Termin

A: Cool. Pünktlich.
B: Obwohl wir noch gebummelt haben.
A: Ja Zeit ist <u>Gold</u>.
B: Lass uns doch mal planen, wo wir später hinwollen!
A: Ich konzentriere mich auf diesen Termin. Später ist später.

Der Quantensprung

Ich sein. Endlich frei sein. Einen Sprung machen.
Ich habe mein Leben bisher mehr oder weniger verschenkt.
Das ist eine bittere Erkenntnis.
Das Leben nun mit vollen Zügen genießen.
Darum geht es nun.

Bindungsangst

Wer sich verlässt ist schon verlassen. Ich habe das Gefühl, nicht für mein selbst, sondern für meine Leistungen geliebt zu werden. Das ist schade und traurig. Der Tag an dem ich ins Gras biss.

Der Duft

A: Du, ich hab da so´n Gefühl hier liegt was in der Luft.
B: Ich kann es auch förmlich riechen.
C: Wollt ihr mir was sagen?
A&B: Nein, wieso? Fühlst du dich angesprochen?

C: Ich habe das Gefühl ihr könnt mich nicht riechen...

Der Sorger

Dem Besorgten und dem Umsorger ist etwas gemein: die Sorge.
Nur gehen die beiden damit unterschiedlich um.
Offensiv der Sorgende; Defensiv der Besorgte

Der Beitrag

Viele Senden - Viele Sender.
Wo ist das Rechte Maß?
Wer hat Recht?
Recht hat nie, der am lautesten schreit, denn
wer Recht hat braucht nicht schreien.

Der Befehl

Von Dir lass ich mir gar nichts sagen! Du bist
nicht mein Vater und schon gar nicht meine
Mutter.
Ich sage wo ich hin will. Ich weiß wer ich bin.
Ich bin Stark und du hast mir nichts zu sagen.
Zumindest nicht in dem Ton. Du kannst mich
um etwas bitten, aber wenn du mir etwas
befehlen willst, dann fresse ich ein Kilo Quark
und scheiß dir vor den Koffer!

Der Soldat

Ich bin ein Soldat; treu, voller Hingabe.
Ich wurde in einen aussichtslosen Kampf
geschickt.

Der Treue, disziplinierte, ehrgeizige, loyale
Soldat, Diener wurde von denen benutzt und
verraten, die er beschützen wollte.

Der Schuldige

Du! Der! Er! Sie! Die! Egal!

Stärke zeigen indem man/frau sich an die
eigene Nase fasst.

Was ist mein Anteil?

Woran kann ich arbeiten?

Wie kann ich helfen?!

Der Wahnsinnige

Wahn macht Wahnsinnig, selten ist er sinnig.
Wann macht Wahn Sinn?
Wann ist es Wahnsinn?

„Wahnsinn ist: jeden Tag dasselbe zu tun und
auf etwas anderes zu hoffen!"
Zitat: Albert Einstein.

Aber mehr noch, wahnsinnig ist der, der die
Realität verkennt.

**Der Optimist**

Das berühmte Glas:
Halbvoll!

Es ist noch ein halbes Glas zu trinken da,
sagt der Realist.

Der Pessimist sieht es halb leer.

Der Hamster holt zwei Kisten Wasser.

Der Held

Tugendhaftigkeit,
Edelmut,
Weisheit &
Ehre.

Darauf kommt es an.
Nicht auf den Besitz.

Die Reichtümer befinden sich im Verborgenen.
Im Herzen.

Das Tor zur Welt

Jeder besitzt es.
Jeder kann es nutzen.
Für sich, für andere.

Das freundliche Auge.

Mit einem freundlichen Augen-Blick kann
man mehr erreichen, als mit
Wut, Zorn, Hass und Gewalt.

Don´t worry be happy & smile! :-)

Der Weise

Leise, sanft und geduldig geht der Weise vor.
Er weiß, dass er nichts weiß.
Er denkt, also ist er.
Er träumt nicht,
baut keine phantastischen Luftschlösser.

Er bewahrt sein Gemüt vor zu starker
Erregung,
sodass ihm Freude und Leid nicht fremd,
aber nicht zusetzen.

Ihm liegt nicht viel am wertvollen Besitz,
denn seine Tugendhaftigkeit schützt ihn
vor solchen auswüchsigen Ansprüchen.

Er lebt nach der Maxime:

Do ut des! - Ich gebe, damit du mir gibst.
(Lateinisches Sprichwort)

Der Naive

Bin ich naiv, wenn ich Hoffnung habe,
wenn ich mir meine gute Laune auch in der
Not bewahre?

Naiv ist es blind zu sein,
nicht frohen Mutes.

Der Liebende

Der Liebevolle verzeiht.
Der Liebevolle vergibt.
Der Liebevolle zeigt Reue.
Bittet um Entschuldigung.

Er weiß, er hat nicht immer recht,
macht Fehler.

Aber er liebt, und das
ist es was am Ende zählt.